AF152373

BEI GRIN MACHT SICH IHR WISSEN BEZAHLT

- Wir veröffentlichen Ihre Hausarbeit, Bachelor- und Masterarbeit

- Ihr eigenes eBook und Buch - weltweit in allen wichtigen Shops

- Verdienen Sie an jedem Verkauf

Jetzt bei www.GRIN.com hochladen und kostenlos publizieren

GRIN

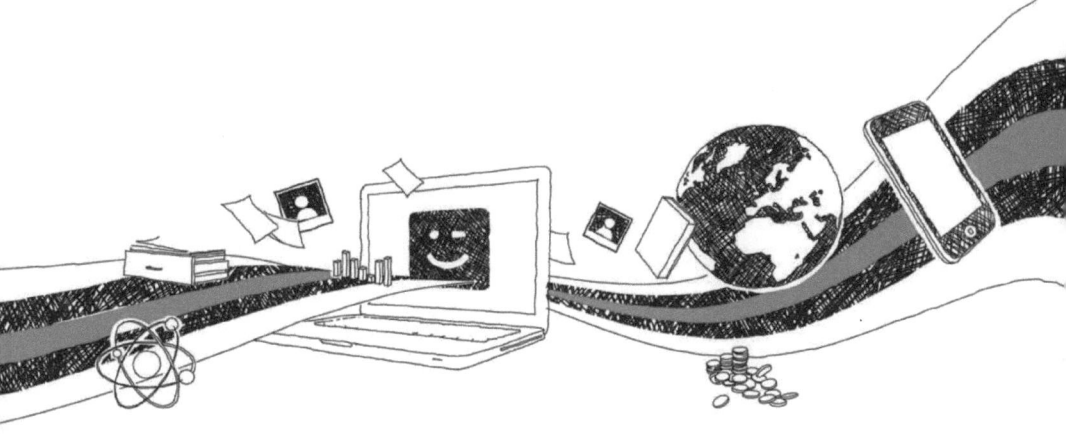

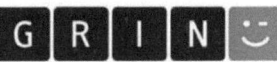

Barbara Baumann

Pilates als begleitende physiotherapeutische Maßnahme zur Stressprävention im Berufsalltag

Förderung der Standfestigkeit

GRIN Verlag

Bibliografische Information der Deutschen Nationalbibliothek:

Die Deutsche Bibliothek verzeichnet diese Publikation in der Deutschen National-
bibliografie; detaillierte bibliografische Daten sind im Internet über http://dnb.d-
nb.de/ abrufbar.

Impressum:

Copyright © 2014 GRIN Verlag GmbH
Druck und Bindung: Books on Demand GmbH, Norderstedt Germany
ISBN: 978-3-656-74068-1

Dieses Buch bei GRIN:

http://www.grin.com/de/e-book/279961/pilates-als-begleitende-physiotherapeuti-
sche-massnahme-zur-stresspraevention

GRIN - Your knowledge has value

Der GRIN Verlag publiziert seit 1998 wissenschaftliche Arbeiten von Studenten, Hochschullehrern und anderen Akademikern als eBook und gedrucktes Buch. Die Verlagswebsite www.grin.com ist die ideale Plattform zur Veröffentlichung von Hausarbeiten, Abschlussarbeiten, wissenschaftlichen Aufsätzen, Dissertationen und Fachbüchern.

Besuchen Sie uns im Internet:

http://www.grin.com/

http://www.facebook.com/grincom

http://www.twitter.com/grin_com

Pilates als begleitende physiotherapeutische Maßnahme zur Stressprävention im Berufsalltag mit dem Ziel der Förderung der Standfestigkeit

Bachelorarbeit 2

Zur Erlangung des akademischen Grades

Bachelor of Science in Health Studies (BSc)

der Fachhochschule FH Campus Wien
Bachelorstudiengang: Physiotherapie

Vorgelegt von:
Barbara Baumann

Eingereicht am:
19. 05. 2014

Kurzfassung

Kontext/Ziel der Arbeit: In der vorliegenden Bachelorarbeit wird Stress und dessen Wechselwirkung auf die Standfestigkeit anhand einer Literaturrecherche von einschlägigen Studien erläutert. In weiterer Folge wird untersucht, inwiefern durch die Pilates-Methode die Folgen von Stress reduziert und die Komponenten der Standfestigkeit gefördert werden können. Das Ziel der vorliegenden Bachelorarbeit ist es, zu überprüfen, ob Pilates als begleitende Maßnahme in der physiotherapeutischen Arbeit im Rahmen der Primärprävention gegen den Faktor Stress erfolgreich eingesetzt werden kann, um die Standfestigkeit zu fördern.

Fragestellung: Inwiefern eignet sich die Pilates-Methode als ergänzendes Angebot in der physiotherapeutischen Primärprävention zur Stressreduktion und Förderung der Standfestigkeit?

Methodik: Bei der vorliegenden Bachelorarbeit handelt es sich um eine nicht-empirische Forschungsarbeit, basierend auf einer Literaturrecherche und Sekundärstatistiken. Die Fragestellung wird mittels möglichst aktuellen Studien, Artikeln aus qualitativen Fachzeitschriften sowie ergänzenden Fachbüchern, Lexika und bearbeitet.

Hauptergebnisse: Anhand von relevanten Studien- und Literaturergebnissen kann der positive Einfluss der Pilates-Methode auf den Faktor Stress und dessen Reduktion zur Förderung der STF bestätigt werden.

Schlussfolgerung: Die Pilates-Methode kann als begleitende, physiotherapeutische Maßnahme im Rahmen der Primärprävention zur Reduktion von Stress und Förderung der Standfestigkeit empfohlen werden.

Abstract

Context/Objective: In this paper the interaction of stress and stability is being explained on the basis of literature reviews and relevant studies. It is being investigated subsequently, in which way the Pilates method can reduce the effects of stress and can promote the components of stability. The aim of this paper is to verify if Pilates can be used as an accompanying measure in the physiotherapy work in the context of primary prevention against stress to be able to promote stability.

Question: How suitable is the Pilates method to be used as a complementary offering in the physiotherapy primary prevention for reducing stress and promoting stability?

Method: The present thesis is a non-empirical research based on a literature review and secondary statistics. The question will be processed by current studies, articles from journals and qualitative supplementary textbooks and encyclopedias.

Main results: Based on relevant studies and literature results it can be confirmed that the Pilates method has positive influences in reducing stress and promoting stability.

Conclusion: The Pilates method can be recommended as an accompanying measure in the field of primary prevention of physiotherapy to reduce stress and promote stability.

Abkürzungsverzeichnis

Abb.	Abbildung
Et al.	et alii
STF	Standfestigkeit
Tab.	Tabelle
WHO	world health organization
ZNS	Zentralnervensystem

Inhaltsverzeichnis

1. EINLEITUNG

In der Einleitung werden der Problemaufriss, die zentrale Fragestellung, die physiotherapeutische Relevanz, die methodische Vorgehensweise sowie der aktuelle Wissens-
stand beschrieben.

1.1. Problemaufriss

Überforderung, Gereiztheit, Erschöpfung – dies sind Gemütszustände, die uns heutzutage
im Berufsleben begegnen. Diese Gemütszustände sind mitunter Auslöser bzw.
Konsequenzen von Stress. Stress nimmt in einem gesteigerten Ausmaß Einfluss auf
Individuen bzw. auf die gesamte Gesellschaft. Es wird postuliert, dass ein Mehr an Stress
zu einer ungesünderen Lebensweise führt. Diese wiederum drückt sich durch
Bewegungsmangel, unausgewogene Ernährung sowie sozialem Rückzug negativ aus.
Die Folgen zeigen sich in häufig auftretenden physischen und psychischen Beschwerden
und Erkankungen.[1(p59)]

Körper und Geist sind aus dem Gleichgewicht geraten – im Volksmund spricht man
bildhaft davon „den Boden unter den Füßen zu verlieren". Dieser mentale und physische
Halt, den man droht zu verlieren, kann mit dem Verlust der Standfestigkeit assoziiert
werden. Die Standfestigkeit sorgt für eine stabile Balance auf physischer sowie
psychischer Ebene und kann durch Faktoren wie Stress in ihrer Gesamtheit negativ
beeinflusst werden.

Noch vor Beginn der heutigen Leistungsgesellschaft entwickelte *Joseph Pilates*, der
Begründer der Pilates-Methode, 1923 eine Trainingsmethode, die unter anderem darauf
abzielt, Zentrierung und Stärkung der Körpermitte, Aktivierung und Kräftigung der tief
liegenden Haltemuskulatur, sowie Wahrnehmung und Entlastung gestresster Körperregionen zu erarbeiten.[2(p19)] Anhand dieser Trainingsprinzipien, wird in der vorliegenden
Arbeit beleuchtet, ob und welche positiven Auswirkungen die Pilates-Methode auf die
Stressprävention bzw. auf die Standfestigkeit hat.

1.2. Zentrale Fragestellung

Die nachfolgend ausformulierte Forschungsfrage stellt den Kern dieser Bachelorarbeit dar und wird im Zuge der Literaturrecherche erarbeitet bzw. beantwortet:

Inwiefern eignet sich die Pilates-Methode als ergänzendes Angebot in der physiotherapeutischen Primärprävention zur Stressreduktion im Berufsalltag und Förderung der Standfestigkeit?

Um die Beantwortung der zentralen Forschungsfrage systematisch herzuleiten, wird diese in Unterfragen gegliedert und anhand von erforderlicher Fachliteratur erläutert:

- In welcher Wechselbeziehung stehen Stress und Standfestigkeit zueinander?
- Welche Stressfaktoren beeinflussen den Menschen im Berufsalltag?
- Welche Wechselwirkung hat körperliche Aktivität auf Stress und Standfestigkeit?

Um den dargestellten Sachverhalt zu belegen, bedarf es zunächst der Analyse und Abgrenzung der zentralen Begrifflichkeiten Prävention, Stress und Standfestigkeit (siehe Kapitel 2). Danach wird die Wechselwirkung zwischen Stress, Standfestigkeit und körperlicher Aktivität erläutert (siehe Kapitel 3) Ferner wird die Pilates-Methode vorgestellt (siehe Kapitel 5) und auf Basis einer Auseinandersetzung mit aktueller wissenschaftlicher Literatur das Ziel der Arbeit hergeleitet: Inwieweit die Wirkungsweise von Pilates im Rahmen der Primärprävention integriert werden kann, um die Folgen von Stress zu reduzieren und die Standfestigkeit zu fördern.

1.3. Physiotherapeutische Relevanz

Ziel des physiotherapeutischen Behandlungsprinzips der Stressprävention ist die Förderung von Gesundheit und Vorbeugung von Krankheit auf physischer, psychischer und emotionaler Ebene. Die untersuchte theoretische Auseinandersetzung mit der Pilates-Methode zur Förderung der Standfestigkeit und Stressreduktion im Berufsalltag, kann PhysiotherapeutInnen einen erweiterten Zugang zu der Pilates-Methode und folglich dessen Integration im Bereich der physiotherapeutischen Interventionen im Bereich der Stressprävention ermöglichen.

Ein umfassendes Angebot an sich ergänzenden Präventionsmaßnahmen ist unerlässlich und trägt dazu bei, den KlientInnen zu einem stabilen physisch-psychischen Gleichgewicht zu verhelfen.

1.4. Methodische Vorgehensweise

Bei der vorliegenden Bachelorarbeit handelt es sich um eine nicht-empirische Forschungsarbeit, basierend auf einer Literaturrecherche. Die ersten Arbeitsschritte erfolgen durch die Beschreibung grundlegender Begriffe wie Prävention, Stress und Standfestigkeit. Da der Fachbegriff „Standfestigkeit" in verschiedenen wissenschaftlichen Bereichen Verwendung findet, wird dieser in Anlehnung an das physiotherapeutische Arbeitsspektrum im Sinne der Senso- und Psychomotorik, begleitend mit der Atmung, definiert. Danach werden die Fragestellungen der vorliegenden Arbeit mittels wissenschaftlicher Fachliteratur ausgearbeitet. Im Zeitraum zwischen Dezember 2013 und Mai 2014 erfolgt eine systematische Suche in den Online-Katalogen der *FH Campus Wien, der Österreichischen Nationalbibliothek* und *der Universität Wien*. In weiterer Folge erstreckt sich die Recherche in den Online-Datenbanken *PubMed/Medline, PEDro* sowie *Google Scholar* auf der Suche nach Reviews, Fachartikeln und Studien – rückführend bis zum Jahre 2000 – in den Bereichen Medizin und Gesundheit sowie Sozial- und Geisteswissenschaften. Weitere digitale Medien umfassen Lexika und Bibiographien. Die Referenzen in der gefundenen Literatur werden für weiterführende Recherchen genutzt.

Den ersten Teil der wissenschaftlichen Forschungstätigkeit bildet die Thematik Stress und Standfestigkeit sowie dessen Wechselwirkung zueinander. Im weiteren wird der Nutzen der körperlichen Aktivität im Bezug auf Stress und Standfestigkeit behandelt. Der Fachterminus „Standfestigkeit" wird über die Komponenten der Senso- und Psychomotorik dargelegt. Zur Beantwortung der zentralen Fragestellung, inwiefern die Pilates-Methode als physiotherapeutisches Zusatz-Angebot zur Stressreduktion und Förderung der Standfestigkeit eingesetzt werden kann, erfolgt eine breit angelegte Recherche von Literatur und wissenschaftlichen Studien. Die dafür verwendeten Begriffskombinationen und Suchergebnisse sind im Anhang unter „Nachweise der Studiensuche" abgebildet. Abschließend wird in der Conclusio das Forschungsergebnis sowie ein Ausblick auf weiteren Forschungsbedarf dargestellt.

2. BEGRIFFSERKLÄRUNG

Im folgenden Kapitel werden die zentralen Begriffe der Bachelorarbeit, Prävention, Stress und Standfestigkeit, definiert, um die Thematik dieser vorliegenden Forschungsarbeit einzugrenzen.

2.1. Gesundheit

Vorab wird die Gesundheitsdefinition der WHO aus dem Jahre 1948 vorgestellt, um die Auffassung von „Gesundheit" für den fortlaufenden Inhalt der Arbeit festzuhalten:

> „Gesundheit ist ein Zustand völligen psychischen, physischen und sozialen Wohlbefindens und nicht nur das Freisein von Krankheit und Gebrechen. Sich des möglichen Gesundheitszustandes zu erfreuen ist ein Grundrecht jedes Menschen, ohne Unterschied der Rasse, der Religion, der politischen Überzeugung, der wirtschaftlichen oder sozialen Stellung." [3]

2.2. Prävention

(Synonyme: Prophylaxe, Vorbeugung, Vorsorge)

> „Prävention (lat. Zuvorkommen); [...] Maßnahmen der vorbeugenden Medizin (Präventivmedizin, prophylaktische Medizin) zur Krankheitsverhütung beim Einzelnen (individualmedizinische Prävention) und bei der Gesamtbevölkerung (sozialmedizinische Prävention)." [4(p179)]

Voelker beschreibt das Ziel der Prävention als die rechtzeitige Erkennung von möglichen Ursachen für die Beeinträchtigung von Funktionen sowie die Befähigung des Organismus, Einschränkungen zu vermeiden oder abzuschwächen. [5(p13)]

Nach *Kirch, Badura und Pfaff* wird Prävention als Synonym für Krankheitsvorbeugung und –verhütung verwendet und umfasst alle zielgerichteten Maßnahmen und Aktivitäten, die eine bestimmte gesundheitliche Schädigung verhindern, weniger wahrscheinlich machen oder verzögern. [6(p360)]

2.2.1. Formen der Prävention

Eine der ersten Strukturierungen des Präventionsbegriffs wurde von dem amerikanischen Psychiater *Gerald Caplan* (1964) erstellt. Er unterscheidet zwischen primärer, sekundärer und tertiärer Prävention hinsichtlich des zeitlichen Ansetzens der Präventionsmaßnahme im Verhältnis zur Entwicklung bzw. Ausprägung der Erkrankung. Intension des dreistufigen Modells ist es, den Präventionsbegriff für den medizinischen Bereich einzuteilen und abzugrenzen. Im Zentrum des Interesses von *Caplan* steht die psychische Gesundheit bzw. die Verhinderung psychischer Erkrankungen. [7(p276)]

In der vorliegenden Forschungsarbeit liegt der Fokus im Bereich der Primärprävention, die Sekundär- und Tertiärprävention wird zum besseren Verständnis ebenfalls definiert.

Primärprävention

Die Primärprävention charakterisiert die Förderung der Gesundheit und Vermeidung von Erkrankung durch Ausschaltung von allen als gesundheitsschädigend geltenden Faktoren. [8(p1473)] *Becker* beschreibt als generelles Ziel der Primävprävention die Verringerung der Zahl von Neuerkrankungen und im erweiterten Sinne auch den Fortschritt, das Ersterkrankungsalter zu erhöhen. [9(p517)] Nach *Hüter-Becker & Dölken* setzt die Primärprävention beim gesunden Menschen an und dient der Vermeidung von Erkrankungen und Schädigungen im Vorfeld der Manifestation klinischer Symptome. Beispiele für primärpräventive Interventionen sind Impfungen, Maßnahmen zur Ernährung und Bewegung, Stressbewältigung oder Suchtprävention. [10(p69)]

Sekundärprävention

Die Sekundärprävention fördert die Krankheitsfrüherkennung durch Sicherstellung frühestmöglicher Diagnosen und Therapien (z.B. Früherkennunsuntersuchungen, Vorsorgeuntersuchungen, Screening-Verfahren). [8(p1473)]

Tertiärprävention

Die Tertiärprävention dient der Begrenzung bzw. dem Ausgleich von Krankheitsfolgen sowie der Vermeidung erneuter Krankheitsepisoden. [8(p1473)]

Zusammenfassend ist zu erkennen, dass durch rechtzeitige Prävention das Auftreten von Krankheiten und damit die Verringerung ihrer Verbreitung und Verminderung ihrer Auswirkungen auf die Morbidität (Krankheitshäufigkeit) und Mortalität (Sterberate) der Bevölkerung reduziert bzw. vermieden werden kann. Dadurch kann die individuelle Lebensqualität der Menschen verbessert und das Leben selbst verlängert werden.

Im folgenden Kapitel 2.3 wird zunächst der Faktor Stress definiert, um danach die Thematik der vorliegenden Arbeit anhand von relevanten Zusammenhängen mit dem Faktor Stress zu erweitern.

2.3. Stress

Die Leitsungsanforderungen sowohl im Alltag wie auch im Privatleben zwingen die Menschen vielfach zu einer Lebensführung, die das individuelle Energiereservoir drohend versucht auszureizen. Die Zeit zur Regeneration und Entspannung, um die eigenen Ressourcen neu aufzufüllen, wird immer kürzer. Die Folgen sind Stressschäden, die multiple Ausprägungen annehmen und in allen Lebensbereichen erkennbar werden können.[1(p20)] Der englische Ausdruck „stress" bedeutet übersetzt Belastung, Spannung, Druck. Stress impliziert sowohl den Zusammenhang mit einer physikalischen Wirkung (z. B. Stress auf eine Struktur) als auch mit einer Wirkung auf das Wohlbefinden des Menschen. Beide Stressdefinitionen beziehen sich auf äußere Reize (Infektion, Verletzung, Verbrennung, Strahleneinwirkung, emotionale Belastung) und deren Reaktionen des Organismus (Ausschüttung von Stresshormonen, Blutdruckanstieg, erhöhte Schweißproduktion).[11(p93)] Diesem Ansatz folgt *Kaluza* und erklärt, dass Stress dann entsteht, wenn ein Missverhältnis zwischen der Anforderung und den persönlichen Bewältigungskompetenzen besteht.[12(p9)]

Mit dem österreichisch-kanadischen Biochemiker *Hans Selye*, dem sogenannten „Vater der Stressforschung", wurde dieser Begriff Mitte der 1950er Jahre im deutschsprachigen Raum in die Medizin und Psychologie eingeführt. Im Rahmen von Hormonforschungen stellte *Selye* fest, dass unspezifische Alarmreaktionen des Organismus entstehen, wenn Umweltbelastungen den Körper fordern und schnelle innersekretorische Leistungen im endokrinen Drüsensystem notwendig sind, damit Reaktions- und Widerstandsfähigkeit des Organismus gesichert bleiben.[1(p60)]

Hormone sind Botenstoffe, die im endokrinen Drüsensystem (Hirnanhangsdrüse, Schilddrüse, Nebenniere) produziert und direkt ins Blut abgegeben werden, um an bestimmten Zielorten wirken zu können. Ein Beispiel dafür sind sogenannte „Stresshormone", die in Stresssituationen ausgeschüttet und unter dem Sammelbegriff „Katecholamine" zusammengefasst werden. Die wichtigsten sind Adrenalin, Noradrenalin und Dopamin. Sie bilden die Voraussetzung für die rasche Bereitstellung von Energiereserven, die z.B. in belastenden Stressphasen, die Abwehrmechanismen und somit das Überleben eines Inidividuums sichern sollen. Eine weitere wichtige Gruppe bilden die „Glukokortikoide", hier besonders das Hormon Cortisol, das bei Stress vermehrt freigesetzt wird und zur Mobilisierung der Energie im Körper dient.[13(p610)]

2.3.1. Arten von Stress

Auf der einen Seite steht der „Eustress", auch als positiver Stress bezeichnet. Eustress wird von *de Gruyter* als kurzdauernde physiologische Adaption an alltägliche Anforderungen beschrieben, die geistig und körperlich anregend und leistungssteigernd wirkt.[8(p1748)] Folglich beeinflusst Eustress den Körper positiv, sofern sich die Leistungs-anforderungen in einem ausgewogenen Verhältnis zwischen Hoch- und Höchstleistungen mit entsprechend ausreichender Erholungszeit liegen.[1(p61)] Demgegenüber steht der „Disstress", welcher als negative Form des Stresses dargestellt wird. Disstress entsteht durch unzureichende Anpassung des Körpers an Belastungen oder infolge Diskrepanz zwischen Anforderungen und Bewältigungsverhalten.[8(p1748)] Erreicht das Stressausmaß einen Punkt, an dem sich die Energiereserven erschöpfen, kann Disstress auf Dauer den Körper bis zur Leistungsunfähigkeit bringen.[1(p61)]

2.3.2. Die Stressreaktion

Anhand der sogenannten „Stress-Ampel" (siehe Abb. 1), modifiziert nach *Kaluza,* lässt sich die grundlegende Orientierung zur Veranschaulichung der Stressreaktion repräsentieren. Mit dem Modell wird verdeutlicht, auf welchen Ebenen das Stressgeschehen wirksam ist und welche Faktoren zur Stressreaktion führen können.[14(p13)]

Ich gerate in Stress, wenn...
Stressoren
(äußere Faktoren)
•Leistungsanforderungen
•Zeitdruck
•Zuviel Arbeit
•Soziale Konflikte
Ich setze mich selbst unter Stress, indem...
Stressverstärker
(Motive, Einstellungen)
•Ungeduld
•Perfektionismus
•Selbstüberforderung
•Kontrollambition
Wenn ich im Stress bin, dann...
Stressreatkion
Langfristig
Erschöpfung/ Krankheit
•Körperliche Aktivierung
•Mentale Aktivierung
•Behaviorale Aktivierung
•Emotionale Aktivierung

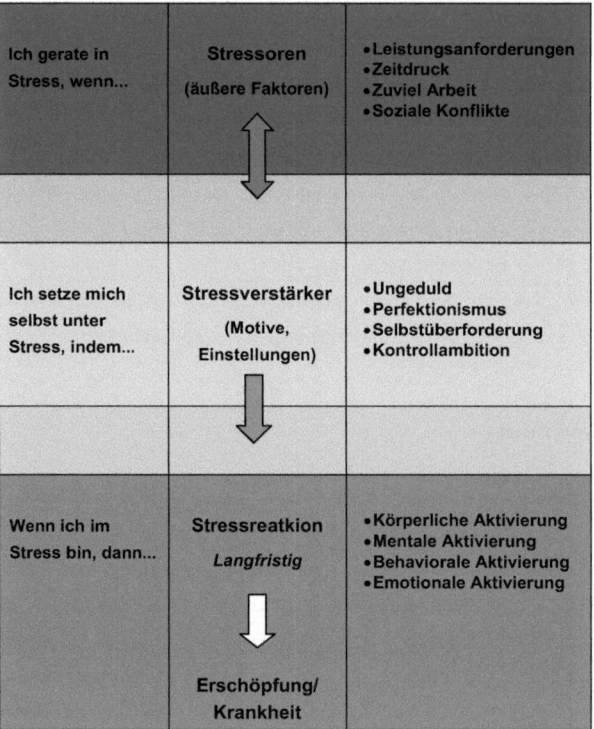

Abb. 1: Die Stress-Ampel [14(p13)]

Die erste Ebene der Stress-Ampel bilden die „Stressoren“, welche alle Anforderungen umfassen, die von außen auf eine Person einwirken können und in deren Folge es zur Auslösung einer Stressreaktion kommen kann. Stressoren manifestieren sich als physische Belastung (z.B. Krankheit, Schmerz), in Form von Leistungsstressoren (z.B. Zeitdruck, berufliche Überforderung) sowie sozialen Stressoren (z.B. Konkurrenz, Isolation, Beziehungsprobleme). [14(p13)]

Die persönlichen Stressverstärker, wie beispielsweise Ungeduld, Perfektionismus oder Selbstüberforderung, dienen als Bindeglieder zwischen den Stressoren und der Stressreaktion. Diese umschließen Einstellungen und Motive, welche vom Individuum selbst in das Stressgeschehen miteinbezogen werden und für das Ausmaß einer Stressreaktion mitentscheidend sind. [14(p13)]

Die Reaktion des Organismus auf das Zusammenspiel der Stressoren und der persönlichen Stressverstärker hat schließlich die Stressreaktion zur Folge, welche den dritten Abschnitt der Stress-Ampel bildet. Diese äußert sich auf vier unterschiedlichen Ebenen. Sie erweist sich in physiologischen Veränderungen (Körperliche Aktiverung), wirkt sich auf die persönlichen Emotionen aus (Emotionale Aktivierung), beeinflusst die Art und Weise des Denkens und der Informationsverarbeitung jedes/jeder Einzelnen (Mentale Aktivierung), und wird in beobachtbaren Verhaltensmustern erkennbar (Verhaltens-Aktivierung). Diese Prozesse, die seitens der betroffenen Person als Antwort auf einen Stressor innerhalb kürzester Zeit in Gang gesetzt werden, um den Organismus optimal auf Stresssituationen vorzubereiten, können mit dem im Kapitel 2.3.1. beschriebenen „Eustress" gleichgesetzt werden. Dauert jedoch die Stresssituation zu lange an, ohne dem Körper und Geist ausreichend Regeneration zu ermöglichen, kommt es längerfristig zu Erschöpfungsreaktionen und/oder Krankheit. Dies bildet den Abschluss der Stress-Ampel und kann weiters auch mit der Begrifflichkeit „Disstress", siehe Kapitel 2.3.1, verglichen werden. [14(p13-14)]

Die Folgen von Stress innerhalb der vier Ebenen der Stressreaktion und dessen Einfluss auf die Komponenten der STF wird im Kapitel 3.1. näher erläutert.

2.3.3. Stress am Arbeitsplatz in Österreich – Zahlen & Fakten

Der allgemeine Begriff „Stress" wird bereits im Kapitel 2.3. definiert, der nun folgende Abschnitt beschäftigt sich im Speziellen mit Stress im Berufsalltag.

> „Stress am Arbeitsplatz wird weltweit als eine große Herausforderung für die Gesundheit der Arbeitnehmer und die Gesundheit ihrer Organisationen deklariert. Arbeitnehmer, die gestresst sind, tendieren zu einem ungesünderen Lebensstil, reduzierter Motivation und Produktivität sowie eingeschränkter Sicherheit am Arbeitsplatz. Die Organisationen vermindern dadurch ihre Chance auf einen erfolgreichen Wettbewerbsanteil am Arbeitsmarkt." [15(p9)]

Diese Definition entstammt dem *Institute of work, health and organizations der WHO* und verdeutlicht die Relevanz dieser Thematik im Bereich des Gesundheitswesens sowie Gesellschaftslebens. In Anlehnung an das Zitat der WHO wird mittels der von Statistik Austria publizierten Studie, *„Arbeitsunfälle und arbeitsbezogene Gesundheitsprobleme"*, der Faktor Stress am Arbeitsplatz in Österreich dargestellt.

Zentrales Thema bilden die Belastungsfaktoren am Arbeitsplatz, die Anzahl und Art berufsbedingter Gesundheitsprobleme sowie die Anzahl der Arbeitsunfälle. Basis der Analyse ist ein EU-weites einheitliches Fragenprogramm, welches von Statistik Austria unter Einbeziehung einer Arbeitsgruppe an nationale Bedürfnisse angepasst hat. Die Ergebnisse der Studie werden nachfolgend zusammengefasst und deklariert.[16]

Berufliche Belastungen insgesamt - Vier von zehn Erwerbstätigen in Österreich waren im Jahr 2007 an ihrem Arbeitsplatz physischen Belastungsfaktoren wie z.b. schwierigen Körperhaltungen, ausgesetzt. Ein Drittel litt unter psychisch belastenden Faktoren, vor allem unter Zeitdruck. Insgesamt unterlagen 56% der Erwerbstätigen physisch und/oder psychisch belastenden Arbeitsbedingungen.

Physische Belastungsfaktoren - 42% oder 1,7 Millionen der erwerbstätigen ÖsterreicherInnen waren zumindest einem physischen Belastungsfaktor ausgesetzt. Als häufigster Belastungsfaktor wurde mit einem Anteil von 19% (775.000 Erwerbstätige) das Hantieren mit schweren Lasten und/oder schwierige Körperhaltungen bei der Arbeit genannt.

Psychische Belastungsfaktoren - 800.000 erwerbstätige Österreicher (36%) und 490.000 Österreicherinnen (28%), insgesamt 1,3 Millionen bzw. 32% der Erwerbstätigen, waren zumindest einem psychischen Belastungsfaktor ausgesetzt. Neun von zehn der betroffenen Personen standen unter Zeitdruck, von allen erwerbstätigen Männern fühlten sich somit 33%, von den Frauen 24% in ihrem Arbeitsalltag gehetzt.

Arbeitsbedingte Gesundheitsprobleme - 13,3% der erwerbstätigen ÖsterreicherInnen litten an berufsbedingten Beschwerden. Von diesen Personen klagten zwei Drittel (351.000 Personen oder 8,7% aller Erwerbstätigen) über Knochen-, Gelenks- oder Muskelprobleme. Die am häufigsten betroffene Region war hierbei der Rücken. Aufgrund ihrer Arbeitssituation litten 0,8% der Erwerbstätigen (33.000) unter Stress, Angstzuständen oder Depressionen. Am schwersten sind höher und hoch qualifizierte Angestellte davon betroffen (14%).

2.3.4. Stressoren im Berufsalltag

Wie im Kapitel 2.3.2. erläutert, können bestimmte innere und äußere Reize zu einer Stressreaktion führen. Im beruflichen Alltag treten Stressoren auf, die den Erwerbstätigen in unterschiedlichen Bereichen Höchstleistung abverlangen. Das Ausmaß der Belastung ist abhängig von den Voraussetzungen und dem gegenwärtigen Zustand des Individuums.[17(p37)] Eine Auswahl an vorherrschenden Stressoren am Arbeitsplatz finden sich in folgenden Bereichen wieder: [17(p40)]

- Hohe Flexibilität bezüglich Arbeitsinhalt, -zeit und -ort
- Unsicherheit über die Fortdauer der Beschäftigung
- Unter- oder Überforderung in den Arbeitsaufgaben
- Hohe Arbeitsintensität unter Zeitdruck
- Große Verantwortung gegenüber Menschen und/oder Maschinen
- Hoher Lärm- und/oder Hitzepegel
- Kooperations-/Kommunikationsbarrieren zwischen Arbeitnehmer und Arbeitgeber
- Geringe Entscheidungs- und Mitbestimmungsmöglichkeiten
- Mangelnde soziale Unterstützung und fehlendes konstruktives Feedback
- Geringer Status und mangelnde Anerkennung

Diese arbeitsbedingten Anforderungen und der Versuch, den Ansprüchen im Berufs- wie Privatleben gerecht zu werden, kann zu Mehrfachbelastungen und Stressreaktionen führen.[17(p41)] Demzufolge können durch präventive Maßnahmen, wie beispielsweise körperliche Aktivität, die Folgen von Stress minimiert und die persönlichen Ressourcen gefördert werden. Wichtig ist, dass die Freizeitgestaltung Spaß macht und zu keinem weiteren Leistungsdruck führt. Durch regelmäßiges Training bzw. bewusstes Einnehmen von Auszeiten, erfährt sowohl Körper als auch Geist die vitalisierende Bewegung und erholsame Entspannung. [17(p111-112)]

Zusammenfassend lässt sich feststellen, dass Stress und seine Folgeerscheinungen das Individuum auf physischer wie psychischer Ebene sowohl positiv als auch negativ beeinflussen können: Kurzfristig kommt es zu adaptiven Veränderungen, die den Organismus unterstützen, auf einen Stressor zu reagieren, indem Energiequellen mobilisiert und die Widerstandskräfte erhöht werden. Langfristig können jedoch schädliche Auswirkungen hervorgerufen werden, wenn die körperliche Aktivierung durch anhaltende bzw. wiederkehrende Belastungen aufrechterhalten wird. In der heutigen

Leistungsgesellschaft finden sich Stressoren in unterschiedlichen Bereichen wieder und können Dauerstress verursachen. Auch die Arbeitgeber-Arbeitnehmer-Beziehung ist von ambivalenter Natur: die Erwerbstätigkeit dient einerseits dem Erhalt der persönlichen Existenzgrundlage, andererseits begünstigt sie die Erhöhung des Wettbewerbsanteiles und somit die Sicherung des Überlebens der Organisation.

Im folgenden Kapitel 2.4 wird mit der Begriffserklärung der „Standfestigkeit" (STF) ein weiteres relevantes Thema im Bezug auf die zentrale Fragestellung der vorliegenden Bachelorarbeit dargestellt.

2.4. Standfestigkeit

Die Begriffsdefinition der Standfestigkeit ist der Enzyklopädie *Brockhaus* entnommen und wird mit „standfeste Beschaffenheit, standfestes Wesen" definiert.[18(p893)]

Die STF beschreibt die Fähigkeit eines Körpers oder Gegenstandes, eine vorgegebene Position, Eigenschaft oder Leistung über eine bestimmte Zeit beizubehalten.[19] Nach *Braune & Fischer* ist ein aufrechter, stabiler Stand gegeben, wenn der gemeinsame Schwerpunkt von Kopf, Rumpf und Armen vertikal über der gemeinsamen Achse der Hüftgelenke, der Schwerpunkt der oberhalb des Knies befindlichen Körpermasse vertikal über der Achse durch beide Kniegelenke, und der Schwerpunkt des ganzen Körpers über der Achse der Sprunggelenke gelegen ist.[20(p15)] *Buytendijk* bezeichnet eine stehende Haltung entweder als Endphase oder Ausgangpunkt einer vorangegangenen bzw. folgenden Tätigkeit. In der Art und Weise des Stehens können auch Gemütsbewegungen oder Persönlichkeitsmerkmale entdeckt werden.[21(p83)]

Der Bedeutung der STF ist somit in unterschiedlichen Bereichen der Wissenschaft präsent und kann von mehreren Gesichtspunkten betrachtet werden. In der vorliegenden Bachelorarbeit wird die STF nachfolgend im Sinne der Senso- und Psychomotorik näher erläutert (siehe Kapitel 2.4.1 und 2.4.2). Weiters wird mit der Definition der Atmung im Kapitel 2.4.3 ein weiterer zentraler Zusammenhang im Bezug auf die STF beschrieben.

2.4.1 Sensomotorik

Der Begriff Sensomotorik beinhaltet das Zusammenspiel zwischen den sensorischen und motorischen Körpersystemen. Die motorischen Systeme im Zentralnervensystem (ZNS) bewirken über die Muskelspannung eine aufrechte Körperhaltung und über die Aktivierung bestimmter Muskelgruppen gezielte Bewegungen. Die Kontrolle der Körperhaltung sowie zielgerichtete motorische Funktionen sind von Sinnesinformationen des sensorischen Systems abhängig, welche durch gezieltes Training gefördert werden können.[22(p758)]

Zu den sensomotorischen Fähigkeiten zählen Koordination, Gleichgewicht, Ausdauer, Kraft und Beweglichkeit [23(p16)] und werden nachfolgen näher dargestellt:

Koordination

Laube beschreibt die Koordination als Basis aller Leistungen des sensomotorischen Systems und Grundlage jeder Bewegung.[24(p165)] Nach *Kiphard* kennzeichnet die Bewegungskoordination das harmonische und möglichst ökonomische Zusammenwirken von Muskeln, Nerven und Sinnen zu zielgenauen, stabilen Bewegungsaktionen.[25(p11)] Das Training der koordinativen Fähigkeiten erfolgt durch das Neuerlernen, Vervollkommnen und Stabilisieren konkreter Bewegungsfertigkeiten im Alltag und Sport.[23(p63)]

Gleichgewicht

Die Gleichgewichtsfähigkeit, als wesentliche Teilkomponente der Koordination, wird in diesem Sinne als wichtiger Faktor im Bezug auf die STF dargestellt. Der Gleichgewichtssinn hat die Fähigkeit, die Körpergleichgewichtslage entsprechend der Schwerkraft in Ruhe und Bewegung aufrechtzuerhalten, sich im Raum zu orientieren und die dafür nötigen Einzelbewegungen des Körpers aufeinander abzustimmen.[26(p168)] Die Wahrung der Körperhaltung wie auch jede andere Bewegung wird vom sensomotorischen Gleichgewicht gesichert. Somit kann das Gleichgewicht als eine gegenseitige senso-motorische Relation betrachtet werden, als ein bestimmtes Verhältnis von Empfindungen und Muskelspannungen.[21(p162)]

Kraft

Die Kraftfähigkeit beinhaltet zyklische (mehrfache) und azyklische (einmalige) Bewegungen mit angepasster Muskelspannung zur Überwindung, zum Halten oder Abbremsen von Lasten bzw. Bewegungen.[24(p16)] In der Trainingslehre wird die muskuläre

Fähigkeit der Kraftentwicklung eingesetzt, um Widerstände zu überwinden (konzentrische Muskelarbeit), ihnen entgegenzuwirken (exzentrische Muskel-arbeit) bzw. sie zu halten (statische Muskelarbeit).[27(p40)]

Ausdauer

Unter Ausdauer wird die Widerstandsfähigkeit des Organismus gegen Ermüdung bzw. die schnelle Regenerationsfähigkeit nach einer Belastung verstanden.[28(p50)] Die Ausdauerfähigkeit bietet die Möglichkeit, zyklische Bewegungen mit realtiv geringer Ermüdungsentwicklung über einen bestimmten Zeitraum auszuführen und Erholungs- sowie Adaptionsprozesse zu gewährleisten.[29(p16)] Nach *Frey* dient die psychische Ausdauer dazu, einem Reiz, der zum Leistungsabbruch führen kann, möglichst lange entgegenzuwirken. Die physische Ausdauer reflektiert die Ermüdungs- widerstandsfähigkeit des gesamten Organismus bzw. einzelner Teilsysteme.[29(p351)]

Beweglichkeit

Die Beweglichkeit gilt als wesentliche Voraussetzung für das Erlernen und Einnehmen von gezielten Körperpositionen sowie der Entwicklung von Kraft und Ausdauer. Für jede Bewegungsanforderung ist ein zeitlich abgestimmtes und koordiniertes Zusammenspiel der Muskelspannungs- und Muskelentspannungsfähigkeit notwendig. Kommt es zu muskulären Dysbalancen, z.B. durch Bewegungsmangel oder Immobilität, können funktionelle Beeinträchtigungen und Haltungsschwächen entstehen und im weiteren Verlauf zu Haltungsschäden führen. [29(p129-131)]

2.4.2 Psychomotorik

Nach *Hefele & Eisenlauer* baut die Psychomotorik auf der Sensomotorik auf, als Resultat einer Integration von psychischen und motorischen Funktionen[31(p21)] und impliziert die Verbindung zwischen psychischem Erleben und Verhalten über motorische Aktions- und Reaktionsmuster. Sie schließt von motorischen Äußerungen auf aktuelle psychische Zustände und umgekehrt können psychische Zustände durch die Förderung motorischer Abläufe positiv beeinflusst werden.[31(p23)] *Zimmer* definiert die Psychomotorik als funktionale Einheit des körperlich-motorischen und psychisch-geistigen Prozesses. [32(p21)] Die Bewegung in der Psychomotorik wird demnach als Ergebnis der genetischen und sensomotorischen Organisation des Körpers betrachtet.

In jeder Bewegung zeigt sich laut *Petzold* die Befindlichkeit der Persönlichkeit eines Menschen im Zusammenspiel mit den Gegebenheiten seiner Situation und Geschichte. [33(p77)] Dies umfasst die Möglichkeit zur individuellen Entfaltung und Förderung persönlicher Ressourcen im Einklang mit der Bewegung als wesentliches Ausdrucksmedium des Menschen. [34(p4)]

2.4.3 Die Atmung

Die Atmung zählt zu den wesentlichsten Grundfunktionen des Lebens und ist mit allen Aufgaben des Organismus eng verknüpft. Die wichtigste Rolle der Atmung ist die ausreichende Versorgung der Zellen mit Sauerstoff und die Ausscheidung von Kohlendioxid. Bei der Inspiration (Einatmung) dehnt sich die Lunge aus und wird mit sauerstoffreicher Atemluft gefüllt. Bei der Exspiration (Ausatmung) zieht sich die Lunge wieder zusammen und gibt kohlendioxidreiche, sauerstoffarme Luft nach außen ab. Die Atemmuskulatur, das Zwerchfell (lat. Diaphragma), die Zwischenrippenmusklatur (lat. Mm. intercostales) und die Treppenmuskeln (lat. Mm. scaleni) ermöglichen durch ihre Kontraktion (Anspannung) Formveränderungen des Brustkorbs und Bauches sowie die Volumenveränderungen der Lungen.[35(p140)]

Der Körper wird nach *Herbig* in drei Hauptatemräume unterteilt, welche mit dem Aufbau eines Baumes gleichgesetzt werden können: Wurzeln, Stamm, Krone: [36(p25)]

Wurzeln:
Der untere Körperraum umfasst Füße, Beine und Becken: Hier kann die Sicherheit und Ruhe der Wurzeln erlebbar gemacht werden.[36(p25)] Wenn der Atem den ganzen Beckenraum erfüllt, kommen die Bauch- und Beckenbodenmuskulatur (siehe Kapitel 4.4.) in Bewegung, welche die muskuläre Basis für eine stabile und standfeste Körperhaltung bietet. [36(p33)]

Stamm:
Der mittlere Körperraum befindet sich im unteren Brustkorb, in dem Bereich, wo auch das Zwerchfell sitzt. Der Stamm ist kennzeichnend für Stabilität und Elastizität. Hier bewirkt eine effiziente Atemkraft, dass dem Organismus positive Energie (sauerstoffreiche Luft) zur Verfügung gestellt und verbrauchte Energie (sauerstoffarme Luft) nach außen abtransportiert wird. [36(p25+47)]

Krone:

Der obere Körperraum schließt den oberen Brustkorb, Schultergürtel, Arme, Hals und Kopf mit ein. In diesem Abschnitt kann die Entfaltung der Baumkrone mit ihrer Freiheit und Aufgeschlossenheit erfahren werden. Die Strukturen bilden eine bewegliche und dynamische Einheit, damit sauerstoffreiche Luft aufgenommen und sauerstoffarme Luft wieder abgegeben werden kann. [36(p25+63)]

Die Verbindung der drei Körperräume bildet die Wirbelsäule und ihre Haltemuskulatur (siehe Kapitel 4.4.). Sie gilt einerseits als zentrale Stütze des Körpers und besitzt andererseits flexible Bewegungsmöglichkeiten des Beugens und Streckens, der seitlichen Neigung und Rumpfrotation. Die Wirbelsäule steht der Atembewegung als äußerer Atemapparat zur Verfügung und bietet gleichzeitig das Grundgerüst für eine standfeste Körperaufrichtung. [36(p25)] Ein tiefer, bewusster Atem verleiht dem Körper innere Ruhe und äußere Stärke. [36(p16-18)]

Zusammenfassend ist erkennbar, dass sich die STF über die Elemente der Senso- und Psychomotorik definieren lässt und mit der Atmung, als Urbewegung des Lebendigen, einen vielseitigen Einfluss auf die physischen und psychischen Gegebenheiten des Individuums ausübt.

Im folgenden Kapitel 3 wird der Einfluss von Stress auf physischer und psychischer Ebene dargestellt und die daraus resultierende Wechselwirkung mit den Komponenten der STF erläutert.

3. STRESS UND STANDFESTIGKEIT

Zunächst werden im Kapitel 3.1 die Folgen von Stress auf körperlicher, behavioraler, mentaler sowie emotionaler Ebene erläutert, in Anlehnung an die vier Ebenen der Stressreaktion (siehe Kapitel 2.3.2). Anhand dieser Ebenen, welche mit den Komponenten der STF (siehe Kapitel 2.4) zu verknüpfen sind, kann die Wechselwirkung zwischen Stress und STF veranschaulicht werden. Darauf aufbauend wird im Kapitel 3.2 der Frage nachgegangen, welchen Einfluss die körperliche Aktivität auf den Faktor Stress und die STF hat. Diese Auseinandersetzung bedingt die Beantwortung der zentralen Fragestellung dieser Forschungsarbeit

3.1. Wechselwirkung zwischen Stress & Standfestigkeit

Die körperlicher Ebene

Diese Ebene zeigt eine Vielzahl von physischen Veränderungen auf, die durch die Freisetzung von „Stresshormonen" (siehe Kapitel 2.3) zu einer körperlichen Aktivierung führen, um den Folgen von Stress entgegenwirken zu können: verbesserte Durchblutung im Gehirn, Anstieg der Herzfrequenz, erhöhte Muskelspannung und verbesserte Reflexe, Erweiterung der Bronchien und schnellere Atmung.[12(p21)] Diese Funktionalität des Organismus befähigt das Individuum, gegen äußere Belastungen, wie z.B. alltägliche Berufsanforderungen, lebens- und leistungsfähig zu agieren. Wenn Belastungen jedoch ohne ausreichende Regenerationsphasen über längere Zeit andauern bzw. wiederkehren, kann die Manifestation von Stress auf körperlicher Ebene unterschiedliche Folgen haben. Zu den häufigsten Symptomen zählen allgemeines Schwächegefühl, Schlafstörungen, Muskelverspannungen, muskuloskelettale Beschwerden, Kurzatmigkeit, Herz-Kreislaufbeschwerden sowie verminderte Belastungstoleranz im Bezug auf Kraft, Ausdauer und Gleichgewicht. [17(p86)]

Die behaviorale Ebene

Diese Ebene umschließt das sogenannte „offene" Verhalten, wo Veränderungen im Verhalten der betroffenen Person von Außenstehenden wahrgenommen werden können. Stress kann die körperliche Aktivierung und Energiemobilisierung positiv beeinflussen, wodurch das Individuum ein tatkräftiges Verhalten an den Tag legt.

Wird das Maß an vorhandenen Ressourcen ausgeschöpft, können Veränderungen im Verhalten erkennbar werden und repräsentieren sich durch ungeduldiges Verhalten, unkoordinierte Arbeitstätigkeit mit reduzierter Planung und Konzentration, Verzicht auf Mittagspausen sowie uneingeschränktes Betäubungsverhalten bei Alkohol, Nikotin, Schmerz- oder Beruhigungsmedikamenten. [14(p14)] Im zwischenmenschlichen Bereich kommt es zu einem konfliktreichen Umgang mit anderen Personen, häufig in Kombination mit aggressiven Verhaltenszügen oder sozialer Isolation. [37(p40)]

Die mentale Ebene

Diese Ebene impliziert das sogenannte „verdeckte" Verhalten und umfasst alle Gedanken, die bei Betroffenen in einer bedrückenden Situation ausgelöst werden können, für außenstehende Personen jedoch nicht direkt erkennbar sind. Hierbei verändert sich im Rahmen der Stressreaktion zunächst die Wahrnehmung der Stresssituation. Der Mensch ist durch seine Gehirnleistung befähigt, alltägliche Situation adäquat wahrzunehmen und einzuordnen.[38(p220)] Kommt es jedoch zu einem Übermaß an unterschiedlichen Stressoren, kann der sogenannte „Tunnelblick" entstehen. Dies führt dazu, dass die fortlaufende Auseinandersetzung mit der Stresssituation jeglichen Raum einnimmt und zum Verlust des objektiven Beurteilungsvermögens und der persönlichen Entscheidungskraft führt. [37(p38)]

Die emotionale Ebene

Diese Ebene zählt ebenfalls zum „verdeckten" Verhalten, wobei das Stressgeschehen mit unterschiedlichen Emotionen und Ereignissen verbunden sein kann. Private oder berufliche Erfolge können positive Gefühle hervorrufen, auch wenn sie mit einer Stresssituation einhergehen, aufgrund von Aufregung, Vorfreude oder Glücksgefühl. [39(p61)] Das Erleben von Stress kann aber auch durch negative Emotionen charakterisiert sein und während einer unmittelbaren Stressreaktion vorherrschen. Dies zeigt sich durch innere Unruhe, Nervosität, Reizbarkeit, Unzufriedenheit, Hilflosigkeit, Versagensangst bis hin zur Selbstzerstörung. [14(p14)]

Der dargestellte Sachverhalt bestätigt die Annahme, dass die Wechselwirkung zwischen dem Faktor Stress und der Standfestigkeit auf physischer wie auch psychischer Ebene gegeben ist und in den vier Ebenen der Stressreaktion verdeutlicht werden kann. Dies lässt jedoch die Frage offen, inwiefern körperliche Aktivität die Folgen von Stress sowie die Komponenten der STF beeinflussen kann.

Im nachfolgenden Kapitel 3.2 werden grundlegende Theorien erörtert und der aktuelle Forschungsstand dargestellt, um die Wechselwirkung zwischen körperlicher Aktivität und Stress einerseits und der STF andererseits zu untersuchen.

Der Begriff „körperliche Aktivität" wird in dieser Arbeit als eine zielgesetzte Handlung, als die Intention Sport zu betreiben, verstanden und geht nicht mit alltäglichen Tätigkeiten wie der Haus- und Gartenarbeit oder dem Einkauf des täglichen Bedarfs einher.

3.2. Einfluss körperlicher Aktivität auf Stress

Körperliche Aktivität führt dazu, die negativen Effekte von Stress, wie z. B. bei beruflicher Dauerbelastung, auf der physischen und psychischen Ebene zu reduzieren und die allgemeine Lebensqualität zu steigern. [40(p109)] *The Anxiety and Depression Association of America* (ADAA) bestätigt ebenfalls die Vorteile von Sport zur Verbesserung der körperlichen sowie geistigen Fitness und Reduktion von Stress. Ein weiterer effektiver Nutzen der aktiven Bewegung gegen stressbedingte geistige Erschöpfung, wird anhand von Studienergebnissen aufgezeigt, wobei eine Verbesserung der Aufmerksamkeit, Konzentration und allgemeinen kognitiven Funktion festgestellt wird. Als evidenzbasiertes Erklärungsmodell dafür wird deklariert, dass bei körperlicher Aktivität sogenannte „Endorphine", vom Körper selbst produzierte Hormone im Gehirn, freigesetzt werden und mit ihrer schmerzlindernden Wirkung zum Stressabbau führen können. [41]

Vogt & Tröpper beschreiben die regelmäßige sportliche Aktivität als vielfältiges Potenzial zur positiven Beeinflussung von individuellen Ressourcen und Widerstandsquellen. Die Wirkungsbereiche beziehen sich auf die Förderung der eigenen körperlichen Fähigkeiten und Körperwahrnehmung, Stärkung der eigenen Widerstandskräfte und Selbstkompetenz sowie der Ermöglichung sozialer Interaktionen. [42(p7)]

Das *American Journal of Preventive Medicine* hat im Jahre 2000 die Studie *„Physical Exercise and Psychological Well-Being: A Population Study in Finland"* publiziert, um den Zusammenhang zwischen körperlicher Bewegung und psychischem Wohlbefinden in einer repräsentativen Stichprobe mit insgesamt 3.403 Probanden (1.856 Frauen, 1.547 Männer) darzustellen. Die Ergebnisse bestätigen einen konsistenten Zusammenhang zwischen regelmäßiger Bewegung und erhöhtem psychischen Wohlbefinden. Weiters wird ersichtlich, dass körperlich aktive Menschen eine verbesserte Wahrnehmung in Bezuf auf das eigene Gesundheits- und Fitnessverhalten entwickeln. [43]

3.3. Einfluss körperlicher Aktivität auf die Standfestigkeit

Die körperliche Aktivität fördert das Erleben der eigenen aktiven Bewegung und die Verbesserung der sportlichen Leistungs- und psychischen Belastungsfähigkeit.[30(p114)] Um den positiven Effekt der körperlichen Aktivität zu erzielen, muss laut *Vogt & Tröpper* eine ausgeglichene Förderung von Ausdauer, Kraft, Beweglichkeit und Koordination gegeben sein. Das Ausdauertraining gilt als Grundvoraussetzung für die Erhaltung der körperlichen Leistungsfähigkeit und Förderung des psychischen Wohlbefindens. Für ein präventiv-orientiertes Ausdauertraining sind dynamische Sportarten, wie z. B. Wandern, Jogging, Radfahren und Nordic Walking, geeignet. Das Kraft- und Beweglichkeitstraining ist für den Erhalt der Selbständigkeit und Mobilität unabdingar. Das Hauptaugenmerk der Prävention liegt hierbei in der Stabilisierung der Wirbelsäule und Gelenke sowie weiters Osteoporose- und Sturzprophylaxe.[42(p51)] Ein gleichmäßiges Ausmaß an Kräftigung und Dehnung der Muskulatur ist Voraussetzung für eine aufrechte Körperhaltung, um auf Dauer Haltungsschwächen zu vermeiden.[30(p129)] Die Schulung der koordinativen Fähigkeiten begünstigt ebenfalls ein physiologisches Bewegungsverhalten. Das Koordinationstraining dient der Optimierung der Sinneswahrnehmung und Förderung der Reaktion und Alltagskompetenz.[42(p51)]

Im Auftrag des amerikanischen *Centers for Disease Control and Prevention* und *the American College of Sports Medicine* wurde ein zweitägiger Workshop veranstaltet, bei dem auf Grundlage verschiedener Forschungsergebnissen und Expertengruppen das Hauptthema „Physical Activity and Public Health" bewertet und untersucht wurde. Im Anschluss wurde eine Gesundheitsempfehlung an die amerikanische StaatsbürgerInnen aller Altersgruppen erstellt, um das Bewusstsein für körperliche Aktivität im Rahmen der Gesundheitsprävention zu fördern: Jede/r US-BürgerIn sollte mindestens 30 Minuten, vorzugsweise täglich, einer körperlichen Aktivität nachgehen.[44]

Zusammenfassend ist zu erkennen, dass körperliche Aktivität zur Verbesserung der physischen Leistungsfähigkeit und positiven Veränderungen der Körperwahrnehmung führen und somit einen positiven Einfluss auf die Reduktion von Stress nehmen kann. Der dargestellte Sachverhalt bestätigt die Wechselwirkung zwischen körperlicher Aktivität und Stress sowie STF. In dieser Bachelorarbeit wird die körperliche Aktivität und dessen Auswirkungen auf den Faktor Stress und die STF im Kapitel 4 anhand der Pilates-Methode und relevanter, wissenschaftlicher Publikationen näher beleuchtet.

4. PILATES-METHODE

In den folgenden Kapiteln 4.1 bis 4.4 wird die „Pilates-Methode" vorgestellt, und das Konzept und die Anwendung dieser Trainingsmethode in Bezug auf die Relevanz der vorliegenden Thematik dargelegt.

4.1. Entwicklung und Hintergrund

Die „Pilates-Methode", kurz „Pilates" genannt, wird als ganzheitliches, funktionelles Körpertraining mit einer Sammlung von über 400 Übungen definiert. Pilates gilt laut *Timón* als Referenz für bewusste Bewegung, um Muskel- und Haltungskontrolle zu entwickeln und Gelenksflexibilität, Muskelresistenz und Kraft zu potenzieren. Die Pilates-Methode lehrt Bewegungen auf physiologische Art und Weise durchzuführen und negative Bewegungsgewohnheiten aus den alltäglichen Abläufen zu verbannen.[2(p19)] Diese Trainingsmethode basiert auf einer über viele Jahre hinweg entwickelten Grundlage aus Versuchen und Beobachtungen von Menschen in unterschiedlichen Aktivitätszuständen. Die Pilates-Methode optimiert die individuellen körperlichen Stärken wie Kraft, Beweglichkeit und Koordination und fordert beim Üben ständige Aufmerksamkeit für den eigenen Körper.[45(p7)] Dieser Ansatz der körperlichen und geistigen Integration in der Bewegung, findet sich in den Komponenten der Standfestigkeit, der Senso- und Psychomotorik wieder, und lässt die Verknüpfung mit der Fragestellung der vorliegenden Arbeit deutlicher werden.

4.2. Trainingsmethoden

Dr. Exner-Grave, leitende Orthopädin des Kompetenzzentrum Tanzmedizin in Gelsenkirchen, beschreibt die Konzeption von Pilates sowohl für die (Gymnastik)Matte, als auch für das Gerät. Die Übungen können im Liegen, Sitzen, Knien und Stehen ausgeführt werden.[46(p113)] Das Mattentraining ist im Vergleich zum Gerätetraining besser zum Einstieg geeignet, um sich ausschließlich auf den eigenen Körper konzentrieren zu können. Ein weiterer Vorteil ist, dass es überall praktiziert werden kann, platzsparend und kostengünstig ist. Im klassischen Repertoire kann das fortgeschrittene Training auf der Matte mit verschiedenen Kleingeräten kombiniert werden, wie z.B. dem „Pilates-Ring" zur Kräftigung der Arm- und Beinmuskulatur oder unterschiedlich großen Pilates-Bällen zur Förderung der Rumpfstabilität, welche mit den Gymnastikbällen aus der physiotherapeutischen Arbeit gleichzusetzen sind. Das Gerätetraining ist laut *Dr. Exner-Grave* vorwiegend erfahrenen Pilates-AnhängerInnen sowie dem Einzeltraining mit therapeutischem Aspekt zu empfehlen.[46(p114)] Zu den bekanntesten Geräten zählen der „Reformer" (Abb. 2) und der „Cadillac" (Abb. 3). Der Reformer ist ein massives Gestell in einem bettähnlichen Rahmen, wo durch einstellbare Metallfedern eine bewegliche Platte befestigt ist, und durch körpereigene Muskelkraft in Bewegung gebracht wird. Die Pilates-übungen können, je nach Trainingslevel und Ambition, im Liegen, Sitzen und Stehen ausgeführt werden.[47(p136)]

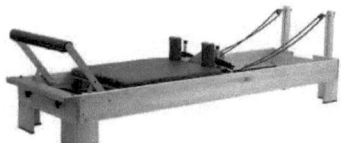

Abb. 2: Pilates-Reformer [40]

Der Cadillac besitzt spezielle Stahlfedern mit individuell einstellbarem Federwiderstand, die zur Kräftigung der Muskulatur dienen und im Trainingsprinzip ähnlich dem aus der Physiotherapie bekannten „Schlingentisch" ist. [46(p114)] Die Übungen können sowohl liegen, sitzend, kniend oder stehend durchgeführt werden und mit den am Cadillac fixierten Zusatzgeräten, dem Trapez sowie den Arm- und Beinschlingen individuell kombiniert werden. [46(p41)]

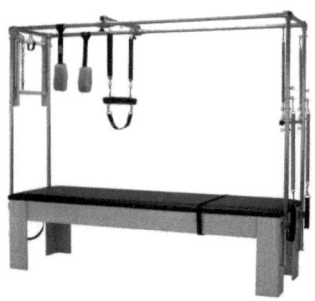

Abb. 3: Pilates-Cadillac [41]

4.3. Grundprinzipien der Pilates-Methode

Atmung, Zentrierung, Konzentration, Kontrolle, Präzision, Bewegungsfluss – diese sechs Grundprinzipien wurden von Joseph Pilates formuliert und dienen bis heute als Fundament der Pilates-Methode. Der Fokus liegt in der Verbindung von Körper und Geist, im Verständnis für das Potenzial der Übungen und in der systematischen Anwendung der Elemente der Pilates-Methode. [47(p12)]

Atmung

Die Atmung wird als „Schlüssel des menschlichen Lebens" bezeichnet und ist Teil des Körpers und des Geistes. Sie dient als roter Faden, der alle Grundprinzipien der Pilates-Methode durchläuft und diese verbindet. Jede Bewegung wird mit dem bewussten Atem kombiniert und kann die Dynamik jeder Übung beeinflussen, sie erleichtern und ordnen. [48(p1)]

Zentrierung

Zentrierung bezieht sich auf das Körperzentrum und beeinflusst merklich den Charakter einer Übung. Das Körperzentrum manifestiert sich im Pilates als sogenanntes „Power-House" (siehe Kap. 5.4) Durch die Konzentration auf das Kraftzentrum schafft Pilates ein Bewusstsein für die eigene Körperwahrnehmung. [48(p1)]

Konzentration

Die Konzentration setzt den Fokus auf die korrekte Durchführung der Übung. Sie begünstigt das Bewusstwerden des benötigten Atemschemas, der beanspruchten Muskulatur, der korrekten Körperhaltung und sollte während der Übungen aufrechterhalten werden. [48(p1)]

Kontrolle

Die Übungen bewusst und beherrscht auszuführen bedeutet, optimale Kontrolle darüber zu haben. Die Basis für kontrollierte Bewegungen bilden Aufmerksamkeit, Regelmäßigkeit, Wahrnehmung und Flexibilität der/des Übenden. [48(p1)]

Präzision

Die Präzision ermöglicht die wiederholte, akkurate Bewegungsausführung sowie nötige Bewegungsqualität. Ebenso begünstigt eine präzise Durchführung der Übungen die Korrekturen, die während des Lernprozesses realisiert werden müssen.[48(p1)]

Bewegungsfluss

Der Bewegungsfluss verlangt ein tiefes Verständnis für den Bewegungsablauf und verbindet die Grundprinzipien miteinander. Alle Übungen werden in dynamisch, fließender Form durchgeführt, ohne längere Unterbrechungen. Der Fokus liegt in einer individuellen, harmonischen Bewegungs-Kontinuität. [48(p1)]

4.4. Power-House – das Kraftzentrum

Joseph Pilates interpretiert das „Power-House" als physisches Zentrum, wodurch von der Körpermitte ausgehende Bewegungen die ideale Umsetzung des individuellen Energiepotentials ermöglichen – Energie impliziert in diesem Zusammenhang sowohl körperliche als auch geistige Kraft und Vitalität.[48(p18)] Das Power-House ist in jeder Pilatesübung integriert, bildet eine stabile Arbeitsbasis, fördert die Koordination der zentralen Körperregionen und stützt die Wirbelsäule in der Bewegung durch eine aktive, muskuläre Stabilisation der Bauch- und Rückenmuskulatur.[45(p15)]

Nachfolgend werden die Strukturen des Power-House näher erläutert:

- Die vordere Haltemuskulatur der Wirbelsäule, bestehend aus **gerader** (lat. M. rectus abdominis)**, schräger** (lat. M. obliquus externus/internus)**, querverlaufender** (lat. M. transversus abdominis) **Bauchmuskulatur**, gewährleistet die Stabilisierung der Wirbelsäule sowie das Heben und Senken des Brustkorbes. Der Fokus jeder Pilatesübung liegt in der Aktivierung des Transversus Abdominis, da dieser Muskel mit dem Becken, den Rippen sowie der Lendenwirbelsäule verbunden ist und somit eine wichtige Funktion für die Becken-Lenden-Stabilität hat. Ziel ist es, dadurch eine stabile Körperhaltung im Stehen und in Bewegung zu erreichen.[11(p15)]
- Die hintere Haltemuskulatur der Wirbelsäule, welche als **autochtone Rückenmuskulatur** bezeichnet wird, besteht aus mehreren oberflächlich und tief verlaufenden Muskeln und wird auch unter dem Begriff **Rückenstrecker** (lat. M. erector spinae) zusammengefasst. Sie dient zur Stabilisation und Aufrichtung der Wirbelsäule, schützt die Bandscheiben und Wirbelgelenke.[49(p72)]

- Das **Zwerchfell** (lat. Diaphragma) – der Hauptmuskel für die Inspiration, trägt zur Wirbelsäulenstabilität bei und ist gemeinsam mit der tiefen querverlaufenden Bauchmuskulatur bei allen Rumpfbewegungen aktiv.[45(p18)]
- Der **Beckenboden**, bestehend aus drei übereinander gelagerten Muskelschichten und Bindegewebe, bildet den Boden der Beckenhöhle und hat 3 Hauptfunktionen: Anspannen zur Sicherung der Kontinenz, Entspannen beim Toilettengang und Geschlechtsverkehr, Reflektorisches Gegenhalten beim Husten, Niesen, Tragen von schweren Lasten. [50(p1-5)] Weiters hält und schützt der Beckenboden die inneren Organe und arbeitet gemeinsam mit der Bauchmuskulatur daran, bei körperlicher Anstrengung eine gute Rumpfstabilität aufzubauen.[48(p21)]

Nachdem in diesem Kapitel die Pilates-Methode in ihrer Gesamtheit als ganzheitliches, funktionelles Training dargestellt wurde, wird im folgenden Kapitel 5 der zentralen Forschungsfrage nachgegangen, inwiefern die Pilates-Methode im Rahmen der physiotherapeutischen Primärprävention zu einer Reduktion von Stress und Förderung der Standfestigkeit beitragen kann.

5. NUTZEN DER PILATES-METHODE

Die Übungen in festgelegter Form durchzuführen, d.h. das Zusammenspiel der Grundprinzipien mit entsprechender Intensität und Regelmäßigkeit anzuwenden, nimmt positiven Einfluss auf den Gemütszustand und kann zu einem verbesserten Wohlbefinden auf physischer sowie psychischer Ebene führen. [2(p19)]

Nachfolgend wird der Einfluss der Pilates-Methode auf körperlicher und geistiger Ebene tabellarisch (siehe Tab. 1), modifiziert nach *Timón* bzw. ergänzt durch *Bimbi-Dresp*, dargestellt. [2(p19)+47(p57-58)]

Auf körperlicher Ebene	Auf geistiger Ebene
Aktivierung und Stabilisierung der Körpermitte	Steigerung von Selbstwertgefühl und Selbstvertrauen
Verbesserung der Haltungs- und Bewegungsqualität	Verbesserung der Konzentrationsfähigkeit und punktuellen Aufmerksamkeit
Erhöhung der funktionellen Kraft und Steigerung der Muskelelastizität	Senkung des Stressniveaus und Förderung der inneren Ausgeglichenheit
Verbesserung des Gleichgewichtes und Förderung der Koordination	Aktivierung der eigenen Energie und Vitalität
Reduktion von Gelenksschmerzen und muskulärer Überbelastung	Intensivierung der Lebensqualität, des Schlafes und der Sexualität
Steigerung der körperlichen Wahrnehmungsfähigkeit	Förderung der Bewegungsfreude
Verbesserung der Atembewegung und Integration in den Alltag	Förderung der Wahrnehmung eines bewussten, tiefen Atems

Tab. 1: Auswirkung von Pilates auf körperlicher und geistiger Ebene [2(p19)+47(p57-58)]

Die tabellarische Darstellung der positiven Effekte der Pilates-Methode auf körperlicher wie auch geistiger Ebene (Tab. 1) kann in Bezug zur Fragestellung, inwiefern Pilates zur Reduktion von Stress und Förderung der STF im Rahmen der physiotherapeutischen Primärprävention geeignet ist, durch nachstehende wissenschaftliche Publikationen verdeutlicht werden:

Das amerikanische Journal *Archives of Physical Medicine and Rehabilitation* publizierte das von Cruz-Ferreira et al. (2011) durchgeführte Systematic review über die Wirksamkeit der Pilates Methode bei gesunden Menschen. Hierfür wurden sechzehn veröffentlichte Studien miteinbezogen, welche die Auswirkungen von Pilates hinsichtlich der physiologischen Funktionen wie Beweglichkeit, Kraftausdauer, Körperhaltung sowie psychologischen Funktionen wie Bewegungsfreude, Selbstwirksamkeit und Körperwahrnehmung, durch Vorher-Nachher-Testungen untersuchten. Die Stichprobengrößen lagen zwischen 10 und 266 ProbandInnen, gleichmäßig verteilt zwischen Männern und Frauen. Die Hälfte der Studien wurden bei Erwachsenen durchgeführt, drei bei TänzerInnen, drei bei StudentInnen und zwei bei älteren Personen. Die Dauer und Häufigkeit der Pilateseinheiten erstreckte sich zwischen 5 bis 15 Wochen und 1 bis 5 mal pro Woche. Die Ergebnisse führten zu Verbesserungen in den physiologischen Funktion, wie Flexibilität, Kraftausdauer, Transversus abdominis-Aktivität, Reaktionszeit sowie reduzierte Anzahl an Stürzen. Auf psychologischer Funktionsebene konnten Verbesserungen in der Bewegungsfreude, positiver Stimmung und Schlafqualität, Achtsamkeit, persönlicher Autonomie und Wahrnehmung des Gesundheitszustandes erzielt werden. Im Bereich des motorischen Lernens wurden Verbesserungen im statischen und dynamischen Gleichgewicht sowie der Stabilisierung der Körperhaltung beobachtet.[51]

Ähnliche Ergebnisse konnten in einer weiteren randomisierten Studie von Cruz-Ferreira et al. (2010) dargelegt werden. Ziel war es, die Wirkung von Pilates hinsichtlich der Lebenszufriedenheit, persönlichen Selbsteinschätzung und Körperwahrnehmung bei gesunden, erwachsenen Frauen zu untersuchen. Von 62 gesunden, erwachsenen Teilnehmerinnen, zwischen 35 und 50 Jahren, ohne Pilates-Vorkenntnisse, wurden 38 der Interventionsgruppe und 24 der Kontrollgruppe zugeordnet. Mittels Fragebogen wurde die persönliche Selbsteinschätzung der Probandinnen hinsichtlich Lebenszufriedenheit, Gesundheitsstatus und Körperwahrnehmung, zu Trainingsbeginn, nach drei und nach sechs Monaten überprüft. Das Trainingsprogramm erstreckte sich insgesamt über sechs Monate mit zweimal wöchentlichen, 60-minütigen Pilateseinheiten. Während der ersten drei Monate konnte kein signifikanter Anstieg in den Parametern festgestellt werden. Nach sechs Monaten haben die Ergebnisse gezeigt, dass die Wirksamkeit der Pilates-Übungen zur Verbesserung der Lebenszufriedenheit, physischen Selbsteinschätzung und Körperwahrnehmung bei gesunden Frauen beiträgt.[52]

Das Ziel der randomisierten Studie von Sekendiz et al. (2006) war es, die Auswirkungen der Pilatesübungen nach fünf Wochen bei Akademikerinnen mit sitzender Berufstätigkeit zu untersuchen. Die Teilnahmebedingung erforderte Probandinnen, die über ein Jahr nicht mehr als dreimal wöchentliche, 45-minütige Sporteinheiten erfahren haben.

Schließlich wurden 21 Frauen der Interventionsgruppe und 17 Frauen der Kontrollgruppe zugeteilt, im Alter zw. 26 und 47 Jahren. 80% der Teilnehmerinnen haben ebenso regelmäßige Rückenschmerzen angegeben. Die abhängigen Variablen wurden durch Vorher-Nachher-Tests bestimmt und umfassten Messungen für BMI, Körperfett, Bauchmuskel- und untere Rückenmuskelkraft, Bauchmuskelausdauer, Rumpfstabilität und -beweglichkeit. Der Trainingszeitraum erstreckte sich über fünf Wochen, pro Woche gab es drei Einheiten zu je 60 Minuten, angeleitet von einer erfahrenen Pilateslehrerin. Die Ergebnisse bestätigen eine Verbesserung aller muskuloskelettalen Parameter der Interventionsgruppe und können im Sinne der physiotherapeutischen Relevanz als wesentliche Erkenntnis betrachtet werden. Der BMI-Wert und Körperfettanteil blieben unverändert, wobei auf die kurze Übungsdauer von 5 Wochen hingewiesen wurde. [53]

In einer kontrollierten Vergleichtsstudie von Caldwell et al. (2009) konnte Pilates, neben Taiji quan, einer chinesischen Kampfkunst, als effektive Trainingsmethode angesehen werden, um folgende Parameter von 127 amerikanischen College-StudentInnen zu verbessern: Selbstwirksamkeit, Schlafqualität, Stimmung, Kraft und Gleichgewicht. Die StudienteilnehmerInnen wurden in drei Pilates-Klassen und 2 Taiji quan-Klassen als Versuchsgruppe sowie zwei Freizeitklassen als Kontrollgruppe eingeteilt. In der weiterführenden Erläuterung der Studie wird aufgrund der relevanten Thematik, ausschließlich auf die Pilates-Methode eingegangen. Die Pilateseinheiten für 15 Wochen, zweimal wöchentlich für 75 Min. bzw. dreimal pro Woche für 50 Min. statt. Die Ergebnisse der Untersuchung bestätigen eine Verbesserung aller Forschungsparameter. [54]

In Anbetracht der weitverbreiteten Anwendung der Pilates-Methode wurden in einer Systematic review von Lange et al. (2000) die Gültigkeit und Vorteile der Trainingsmethode untersucht und daraus resultierend die Ergebnisse dargestellt: Pilates kann zum Erlernen oder Wiedererlernen von funktionellen Haltungs- und Bewegungsmustern eingesetzt werden. Ein kritischer Betrachtungspunkt war jedoch, dass die Qualität des Trainings auch von der Ausbildung und Unterrichtsmethode der TrainerInnen abhängig ist. [55]

Im *Journal of Bodywork and Movement Therapy* beschreibt *Latey* in ihrer Historical review Pilates als ein Körper-Geist-Konzept, wobei der Schwerpunkt in der Vermittlung einer bewussten Wahrnehmung für den Körper und das Erkennen gestresster Körperregionen liegt, wie auch in der Integration von bewusster Atmung und physiologischer Muskelarbeit.

Die Übungen werden individuell auf die Bedürfnisse und Körpertypen sowie Schwächen und Stärken der KlientInnen angepasst. Die Pilates-Grundprinzipien erkennen die Wechselbeziehung zwischen körperlichen und kognitiven Prozessen, um ein Ergebnis der verbesserten Lebenszufriedenheit, Körperwahrnehmung und Gesundheit zu erzeugen. Die Pilates-Methode kann sowohl im Freizeitsport, unabhängig von Alter und Fitnesslevel der Trainierenden, als auch im Bereich des Profisports für Athleten und Tänzer zur Feinabstimmung gezielter Bewegungen angewendet werden. Weitere Relevanz wird zur Verknüpfung mit der Physiotherapie dargelegt, wobei Pilatesübungen im Rahmen der posttraumatischen Rehabilitation integriert werden können und die Wiederherstellung der physiologischen Bewegungsmuster positiv beeinflussen.[56]

Nachdem in diesem Kapitel eine Auswahl der aktuellen Forschungslage zum Thema der vorliegenden Bachelorarbeit dargelegt wurde, widmet sich die folgende Ausführung der Conclusio (siehe Kapitel 6) der Beantwortung der zentralen Fragestellung, inwiefern die Pilates-Methode als ergänzendes Angebot in der physiotherapeutischen Primärprävention zur Stressreduktion und Förderung der Standfestigkeit integriert werden kann. Weiterführend wird ein Ausblick auf weiteren Forschungsbedarf zur qualitativen Auswertung der zentralen Thematik dieser Bachelorarbeit gegeben.

6. CONCLUSIO & AUSBLICK

Die in dieser Bachelorarbeit untersuchten und verglichenen Studien belegen, dass Pilates eine ganzheitliche Trainingsmethode darstellt, um die Einheit von Körper und Geist als zentrales Element für ein gesundes Leben zu optimieren und in diesem Kontext zielführend im Rahmen der physiotherapeutischen Prävention zur Reduktion von Stress und Förderung der STF eingesetzt werden kann. Das Zusammenspiel der Grundprinzipien und die Aktivierung des Power House als Grundlage jeder Pilatesübung, gewährleisten eine positive Auseinandersetzung mit dem eigenen Körper und initiieren die Balance zwischen physischer und psychischer Ebene. Der physische Nutzen der Pilates-Methode geht mit der Förderung der sensomotorischen Funktionen einher, welche eine Komponente der STF darstellen. Durch die Integration von Zentrierung, Präzision und Bewegungsfluss in jeder Pilateseinheit, kann eine Verbesserung der muskulären Kraft und Ausdauer, Stabilisierung und Kräftigung der Haltemuskulatur des Rumpfes, Optimierung der Beweglichkeit und Koordination sowie Wahrnehmung der bewussten Atmung erzielt werden. Diese Aspekte sind wesentliche Faktoren, um eine aufrechte, stabile Körperhaltung zu erzielen und ein physiologisches Bewegungsverhalten zu ermöglichen. Der psychische Nutzen von Pilates impliziert die positiven Auswirkungen der körperlichen Aktivität auf die psychomotorischen Komponenten der STF. Die Konzentration und Zentrierung während der Übungsausführung, unter Einbeziehung einer bewussten tiefen Atmung, fördert und schult die Aufmerksamkeit und Wahrnehmung für den eigenen Körper. Durch die Präsenz der physischen Aktivierung, können psychische Ausnahmesituationen bzw. Alltagsstress minimiert und innere Ruhe und geistige Regeneration verbessert werden. Die untersuchten Studien bestätigen die Annahme, dass körperliche Aktivität, wie die Pilates-Methode, positive Auswirkungen auf Körper und Geist erzielt, und im Sinne der zentralen Fragestellung die Reduktion von Stress und Förderung der STF vorteilhaft beeinflusst.

Die körperliche Aktivierung ist ebenfalls im physiotherapeutischen Arbeitsetting der Prävention als grundsätzliches Element zu verstehen. Durch unterschiedliche Bewegungsangebote wird die Förderung der Körperwahrnehmung und geistigen Entspannung sowie die Optimierung des physiologischen Bewegungsverhaltens ermöglicht. Mit dem Forschungsergebnis der Bachelorarbeit könnte durch die Integration der Pilates-Methode das Angebot an präventiven Maßnahmen in der Physiotherapie erweitert werden, mit dem gemeinsamen Ziel der Stressreduktion und Förderung der Standfestigkeit.

Weiterer Forschungsbedarf ist notwendig, um denpotentioll positiven Nutzen der Pilates-Methode hinsichtlich der Dauer und Intensität der Trainingseinheiten in Abhängigkeit der Variablen Alter, Geschlecht, Persönlichkeitsmerkmale und sozio-ökonomischer Faktoren wie Bildungsstand oder Einkommen der PatientInnen/KlientInnen, näher zu untersuchen.

7. ZUSAMMENFASSUNG

Inwiefern eignet sich die Pilates-Methode als ergänzendes Angebot in der physiotherapeutischen Primärprävention zur Stressreduktion und Förderung der Standfestigkeit? Um die zentrale Fragestellung beantworten zu können, werden zunächst die zentralen Begriffe, Prävention, Stress und Standfestigkeit, basierend auf einer Literaturrecherche, definiert. Dabei kann belegt werden, dass durch innere und äußere Reize, den sogenannten Stressoren, das Individuum auf physischer wie psychischer Ebene sowohl positiv als auch negativ beeinflusst wird. Der positive Eustress befähigt den Menschen zu einer adäquaten Leistungsfähigkeit und Überlebensstrategie. Der negative Disstress setzt dann ein, wenn keine ausreichende Erholungszeit zwischen den alltäglichen Anforderungen und beruflichen Belastungen stattfindet. Dies lässt erkennen, dass eine Wechselwirkung zwischen Stress und den Komponenten der STF gegeben ist. Die sensomotorischen Fähigkeiten der STF reagieren bei Eustress mit erhöhter Muskelspannung, verbesserten Reflexen und tieferen Atmung, was eine begünstigte Leistungsbereitschaft mit sich bringt. Kommt es zu einer längerfristigen Stressreaktion, kann die körperliche Ebene durch Muskelverspannungen, muskuloskelettale Beschwerden, Kurzatmigkeit oder vermindertes Gleichgewicht beeinträchtigt sein. Im Sinne der Psychomotorik, die zweite Komponente der STF, ist zu erkennen, dass eine positive Grundeinstellung den Faktor Stress bei privaten und beruflichen Belastungen mildern und die persönliche Selbstwirksamkeit fördern kann. Kommt es zu einem Übermaß an unterschiedlichen Stressoren, können innere Unruhe, Unzufriedenheit, aggressives Verhalten wie auch soziale Isolation in den Vordergrund treten. Der dargestellte Sachverhalt lässt erkennen, dass die Wechselwirkung zwischen Stress und STF auf physischer wie auch psychischer Ebene gegeben ist. Demzufolge ist das Ziel der physiotherapeutischen Primärprävention, den betroffenen Personen, individuelle Maßnahmen anzubieten, um die Reduktion von Stress und Förderung der persönlichen Ressourcen zu gewährleisten. Die vorliegenden Forschungsergebnisse bestätigen die Annahme, dass körperliche Aktivität, wie die Pilates-Methode, als ergänzende physiotherapeutische Maßnahme im Rahmen der Primärprävention zum Stressabbau angesehen werden kann. Durch das bewusste Zusammenspiel der Grundprinzipien von Pilates innerhalb der Übungssequenzen, können Verbesserungen auf physischer wie auch psychischer Ebene erworben werden. Die daraus resultierende, gesteigerte körperliche Leistungsfähigkeit und muskuläre Haltungskontrolle sowie geförderte Selbstwirksamkeit und Körperwahrnehmung, begünstigt die aktive Förderung der senso- und psychomotorischen Aspekte der STF.

Die Darstellung der positiven Auswirkungen der Pilates-Methode, führt zum wesentlichen Kern der physiotherapeutischen Intervention in der Primärprävention: durch körperliche Aktivität und bewusste Konzentration auf den eigenen Körper, können negative Reize ausgeblendet, die körperlichen Funktionen verbessert und ein positiver Ausgleich zum Alltagsstress ermöglicht werden. Mit dieser anhand wissenschaftlicher Fachliteratur belegten Erkenntnis, ist die Pilates-Methode als ergänzende physiotherapeutische Maßnahme in der Primärprävention zur Reduktion von Stress und Förderung der STF zu empfehlen.

Literaturverzeichnis

1. Domnowski M: *Burnout und Stress in Pflegeberufen.* Brigitte Kunz Verlag, Hannover; 2. aktualisierte Auflage; 2005.
2. Timón V: *Enzyklopädie Pilates.* HEEL Verlag GmbH, Königswinter; 2012.
3. Bundesministerium für Gesundheit: *Prävention* *http://bmg.gv.at/home/Schwerpunkte/* *Praevention/Gesundheit_und_Gesundheitsfoerderung* (Stand 17.03.2014).
4. *Der grosse Brockhaus.* F.A. Brockhaus, Wiesbaden, 18. neubearbeitete Auflage, 9. Band PHB-SAC; 1980.
5. Hüter-Becker A, Dölken M: *Prävention*, Thieme Verlag KG, Stuttgart; 2008.
6. Kirch W, Badura B, Pfaff H: *Prävention und Versorgungsforschung.* Springer Medizin Verlag, Heidelberg; 2008.
7. Spiel C. et al: *Bildungspsychologie.* Hogrefe Verlag, Göttingen; 2010.
8. De Gruyter W: *Pschyrembel, Klinisches Wörterbuch.* Walter de Gruyter, Berlin, New York, 260. Auflage; 2004.
9. Schwarzer R: *Gesundheitspsychologie.* Hogrefe-Verlag, Göttingen, Bern, Toronto, Seattle; 1997.
10. Hüter-Becker A, Dölken M: *Prävention*, Thieme Verlag KG, Stuttgart; 2008.
11. Wippert P, Beckmann J: *Stress und Schmerzursachen verstehen. Gesundheits-psychologie und -soziologie in Prävention und Rehabilitation.* Georg Thieme Verlag, Stuttgart; 2009.
12. Kaluza G: *Gelassen und sicher im Stress.* Springer, Berlin, Heidelberg; 2012.
13. Stroebe W, Jonas K, Hewstone M: *Sozialpsychologie.* Springer Verlag, Berlin-Heidelberg-New York, 4. Auflage; 2003.
14. Kaluza G: *Stressbewältigung.* Springer, Berlin, Heidelberg, 2. Auflage; 2011.
15. Stavroula L, Griffiths A, Cox T: *Work organization & stress.* Institute of work, health & organizations, World Health Organization, Geneva; 2004.
16. Statistik Austria: *Arbeitsunfälle und arbeitsbezogene Gesundheitsprobleme,* LFS ad hoc Modul 2007 *http://www.statistik.at/web_de/presse/032606* (Stand 19.04.2014).
17. Allenspach M, Brechbühler A: *Stress am Arbeitsplatz.* Verlag Hans Huber, Bern, 1. Auflage; 2005.
18. Wahrig G (Hsgb): *Brockhaus. Deutsches Wörterbuch.* F.A. Brockhaus, Wiesbaden; 5. Band, P-STD; 1983.
19. Enzyklopädie: *Standfestigkeit http://www.enzyklo.de/Begriff/Standfestigkeit* (Stand 20.12.2013)
20. Braune W, Fischer O: Über den Schwerpunkt des menschlichen Körpers. Hirzel, Leipzig; 1889.
21. Buytendijk F.J.J.: *Allgemeine Theorie der menschlichen Haltung und Bewegung als Verbindung und Gegenüberstellung von physiologischer und psychologischer Betrachtungsweise.* Springer Verlag, Berlin-Göttingen-Heidelberg; 2012.
22. Klinke R. et al.: *Physiologie.* Georg Thieme Verlag, Stuttgart, 6. Auflage; 2010.
23. Bertram A, Laube W: *Sensomotorische Koordination.* Georg Thieme Verlag, Stuttgart; 2008.
24. Laube W et al.: *Sensomotorisches System. Physiologisches Detailwissen für Physiotherapeuten.* Georg Thieme Verlag, Stuttgart; 2009.
25. Kiphard E: *Bewegungs- und Koordinationsschwächen im Grundschulalter. Schriftenreihe zur Praxis der Leisbeserziehung und des Sports.* Schorndorf, Bd. 39; 1970.
26. Lexikoninstitut Bertelsmann, *Das moderne Lexikon.* Bertelsmann GmbH/Lexikothek Verlag, Gütersloh, Band 10; 1971.

27. Grosser M, Starischka S, Zimmermann E: *Das neue Konditionstraining*. BLV Verlag, München, Wien, Zürich, 8. überarbeitete Auflage; 2001.
28. Hohmann A, Lames M, Letzelter M: *Einführung in die Trainingswissenschaft*. Limpert, Wiebelsheim; 2007.
29. Frey G: *Zur Terminologie und Struktur physischer Leistungsfaktoren und motorischer Fähigkeiten. In: Leistungssport*. Deutscher Verlag der Wissenschaften, Berlin; 1977.
30. Froböse I, Hartmann C, Minow H J et al: *Bewegung und Training: Grundlagen und Methodik für Physio- und Sporttherapeuten*. Urban & Fischer Verlag, München, 1. Auflage; 2002.
31. Hefele A, Eisenlauer J: *Psychomotorik in der Arbeit mit psychisch kranken Menschen*. Schulz-Kirchner Verlag, Idstein; 2012.
32. Zimmer R: *Handbuch der Psychomotorik. Theorie und Praxis der psychomotorischen Förderung von Kindern*. Herder Verlag, Freiburg im Breisgau, 7. Auflage; 1999.
33. Petzold H: *Integrative Therapie. Modelle, Theorien & Methoden einer schulenübergreifenden Psychotherapie*. Junfermannsche Verlag, Paderborn, Band 1, 2. Auflage; 2003.
34. Petzold, H: *Leben ist Bewegung. In: Motorik. Zeitschrift für Motopädagogik und Mototherapie*. Verlag Karl Hofmann, Schorndorf, Heft 1; 1994.
35. Silbernagl S, Despopulus A: *Taschenatlas Physiologie*. Thieme Verlag, Stuttgart; 7. Auflage; 2007.
36. Herbig R: *Der Atem*. Schulz-Kirchner-Verlag, Idstein; 2005.
37. Bartholdt L, Schütz A: *Stress im Arbeitskontext*. Beltz Verlag, Chemnitz; 2010.
38. Nitsch J: *Stress. Theorien, Untersuchungen, Massnahmen*. Verlag Hand Huber, Bern-Stuttgart-Wien; 1982.
39. Eichhorn C: *Gut erholen – besser leben*. Klett-Cotta Verlag, Stuttgart; 2007.
40. Fuchs R, Schlicht W: *Seelische Gesundheit und Sportliche Aktivität*. Hogrefe Verlag, Göttingen; 2012.
41. The Anxiety and Depression Association of America (ADDA): *Sport* http://www.adaa.org/understanding-anxiety/related-illnesses/stress(Stand 10.05.2014)
42. Vogt L, Tröpper A: *Sport in der Prävention*. Deutscher Ärzte Verlag, Köln; 2011.
43. American Journal of Preventive Medicine 30,17–25 (2000). http://condor.depaul.edu/hstein/NEMSSAH.pdf (Stand 08.05.2014)
44. Centers for Disease Control and Prevention: *Physical Activity and Public Health* http://wonder.cdc.gov/wonder/prevguid/p0000391/P0000391.asp#head002000000 000000 (Stand 08.05.2014)
45. Massey P: *Pilates Anatomie: Das ganzheitliche Körpertraining*. Riva Verlag, München; 1. Auflage; 2010.
46. Exner-Grave E: *TanzMedizin – die medizinische Versorgung professioneller Tänzer*. Schattauer GmbH, Stuttgart; 2008.
47. Bimbi-Dresp M: *Das große Pilates-Buch*. Gräfe und Unzer Verlag GmbH, München; 2012.
48. Isacowitz R, Clippinger K: *Pilates Anatomie*. Stiebner Verlag GmbH, München; 2011.
49. Platzer W: *Taschenatlas der Anatomie*. Thieme Verlag, Stuttgart, 7. vollständig überarbeitete Auflage; 1999.
50. Carrière B: *Beckenboden*. Thieme Verlag, Stuttgart; 2003.
51. Cruz-Ferreira et al. (2011): "*A systematic review of the effects of pilates method of exercise in healthy people*". Arch Phys Med Rehabil 2011; 92:2071-81. http://www.ncbi.nlm.nih.gov/pubmed/?term=A+Systematic+Review+of+the+Effects +of+Pilates+Method+of+Exercise+in+Healthy+People

52.   Cruz-Ferreira et al. (2010): *"Effects of Pilates-based exercise on life satisfaction, physical self concept and health status in adult women"*. Women & Health; 51:3, 240-255. *http://www.ncbi.nlm.nih.gov/pubmed/?term=Effects+of+Pilates-based+exercise+on+life+satisfaction%2C+physical+self-concept+and+health+status+in+adult+women*

53.   Sekendiz et al. (2006): Journal of Bodywork and Movement Therapies (2007), 11, 318–326 *„Effects of Pilates exercise in sedentary adult females"*. *http://www.maisfisio.com.br/biblioteca/efeitos%20do%20pilate%20sno%20tronco%20em%20mulheres%20adultas.pdf*

54.   Caldwell et al. (2009): *„Effect of Pilates and taiji quan training on self-efficacy, sleep quality, mood, and physical performance of college students"*. Journal of Bodywork and Movement Therapies (2009), 13, 155–163. *http://www.vitaqually.com.br/pdf/scienceStdets.pdf*

55.   Lange et al. (2000): *"Maximizing the benefits of Pilates-inspired exercise for learning functional motor skills"*. Journal of Bodywork and Movement Therapies 2000), (2), 99-108. *http://www.pilateszone.com.br/wp-content/uploads/2013/12/Maximizing-the-benefits-of-Pilates-inspired-exercise-for-learning-functional-motor-skills.pdf*

56.   Latey et al. (2001): *"The Pilates method: history and philosophy"*. Journal of Bodywork and Movement Therapies (2001), Volume 5, Issue 4, October 2001, Pages 275–282. *http://www.pilatesinstitute.com.br/site/aluno/aluno-restrito/conteudo/artigos%20pilates/plugin-Latey_2001_Journal-of-Bodywork-and-Movement-Therapies.pdf*

Abbildungsverzeichnis

Tabellenverzeichnis

Anhang

Nachweis der Studiensuche:

- Eingrenzung: Studiensuche bis zum Jahre 2000
- Aufgelistet werden die Begriffskombinationen, welche zu den in der vorliegenden Arbeit verwendeten Studien geführt haben

PubMed/Medline:

Suchbegriff	Artikeltyp	Ergebnis	Verwendete Studien
Pilates	All types, abstract available	132	
Pilates	All types, free full text available	40	
Pilates	RCT + abstract	33	2)
Pilates	RCT + free full text	7	
Pilates	Systematic review	17	
Pilates	Systematic review + abstract	17	1)
Pilates	Systematic review + free full text	5	
Pilates	Clinical trial + abstract	42	
Pilates	Clinical trial + free full text	7	

„Pilates effect"	All types, abstract available	41	
„Pilates effect"	All types, free full text available	11	
„Pilates effect"	RCT + abstract	16	
„Pilates effect"	RCT + free full text	3	
„Pilates effect"	Systematic review + abstract	5	
"Pilates effect"	Systematic review + free full text	1	
„Pilates effect"	Meta-analysis	1	
„Pilates effect"	Clinical trial + abstract	19	3)
„Pilates effect"	Clinical trial + free full text	3	

Google Scholar:

Suchbegriff	Ergebnis	Verwendete Studien
Pilates	15700	
„effects of pilates"	497	
„motoric benefits of pilates"	25	
„benefits of pilates"	188	
allintitle: functional benefits of pilates	1	5)
effects of pilates against stress	6820	
"effects of pilates against stress"	0	
pilates reduces stress	7320	
„the pilates method"	757	
allintitle: "the pilates method"	31	6)
„Pilates exercise"	819	
allintitle: "pilates exercise"	74	4)

1. Cruz-Ferreira et al. (2011): "*A systematic review of the effects of pilates method of exercise in healthy people*". Arch Phys Med Rehabil 2011;92:2071-81.
2. Cruz-Ferreira et al. (2010): "*Effects of Pilates-based exercise on life satisfaction, physical self concept and health status in adult women*". Women & Health; 51:3, 240-255.
3. Sekendiz et al. (2006): Journal of Bodywork and Movement Therapies (2007), 11, 318–326 „*Effects of Pilates exercise in sedentary adult females*".
4. Caldwell et al. (2009): „*Effect of Pilates and taiji quan training on self-efficacy, sleep quality, mood, and physical performance of college students*". Journal of Bodywork and Movement Therapies (2009), 13, 155–163.
5. Lange et al. (2000): "*Maximizing the benefits of Pilates-inspired exercise for learning functional motor skills*". Journal of Bodywork and Movement Therapies 2000). 4 (2), 99-108.
6. Latey et al. (2001): "*The Pilates method: history and philosophy*". Journal of Bodywork and Movement Therapies (2001). Volume 5, Issue 4, October 2001, Pages 275–282.